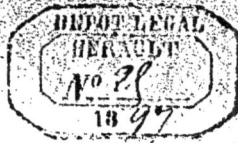

DES

INJECTIONS MASSIVES SOUS-CUTANÉES

DE SÉRUM ARTIFICIEL

DANS LES INFECTIONS

PAR

Jean LIÉNARD

DOCTEUR EN MÉDECINE

~~~~~~~~~~~~

MONTPELLIER

TYPOGRAPHIE ET LITHOGRAPHIE CHARLES BOEHM

Éditeur du Nouveau Montpellier médical

10, RUE D'ALGER, 10

1897

DES

INJECTIONS MASSIVES SOUS-CUTANÉES

DE SÉRUM ARTIFICIEL

DANS LES INFECTIONS

PAR

Jean LIÉNARD

DOCTEUR EN MÉDECINE

MONTPELLIER

TYPOGRAPHIE ET LITHOGRAPHIE CHARLES BOEHM

Éditeur du Nouveau Montpellier médical

10, RUE D'ALGER, 10

—

1897

A LA MÉMOIRE DE MON PÈRE

A LA MÉMOIRE DE MA SŒUR

A MA MÈRE

A MES FRÈRES

Jean Liénard.

INJECTIONS MASSIVES SOUS-CUTANÉES

DE SÉRUM ARTIFICIEL

DANS LES INFECTIONS

AVANT-PROPOS

Depuis quelques années, l'attention des médecins s'est dirigée vers un mode nouveau de thérapeutique, le lavage du sang. Les excellents effets que l'on en a obtenus tout récemment dans le traitement des injections, nous ont paru très intéressants à étudier. C'est ce point particulier qui est l'objet de notre étude.

Que M. le professeur Carrieu, qui a bien voulu accepter la présidence de notre thèse et nous aider de sa science dans sa préparation, reçoive ici l'hommage de notre respectueuse reconnaissance pour la bienveillance et la sympathie qu'il a toujours bien voulu nous témoigner durant le cours de nos études médicales.

Ancien externe de MM. les professeurs Baumel et Sarda, je veux les remercier, ainsi que tous les Maîtres de l'Ecole de Montpellier, des leçons qui m'ont fait aimer la Médecine et progresser dans cet art difficile.

Ancien interne des asiles de Bassens et de Sainte-Catherine, je tiens à envoyer aux docteurs Dumas et Nolé, qui ont été mes médecins en chefs, mes remerciements les plus sincères pour la sympathie qu'ils m'ont toujours montrée.

Pour ce qui regarde la façon dont ce travail est divisé, nous avons taché d'indiquer, après un historique de la question, la physiologie, les effets, le manuel opératoire; à l'appui, nous donnons diverses observations dont quelques-unes inédites. Enfin, nous avons essayé de tirer, de ce qui précède, quelques conclusions qui seront sans doute bien incomplètes.

HISTORIQUE

La première idée du lavage du sang par les injections massives de liquide artificiel remonte fort loin, que l'on employât la
voie intra-veineuse ou sous-cutanée. Il est difficile de séparer
l'histoire de ces deux modes opératoires, qui, nés de la même
conception, ont évolué à peu près simultanément. Nous allons
néanmoins essayer d'étudier rapidement l'historique des injections massives sous-cutanées.

En 1830, pour la première fois, Jœhrnichen (de Moscou),
pratique des injections massives d'eau salée dans la période
algide du choléra. Il était aidé de son collaborateur Hermann,
qui, lui, n'employait que l'eau simple. Par l'emploi de ces injections Jœhrnichen cherchait à combattre la déshydratation du
sang et des tissus chez les cholériques. Bien que cette tentative
n'eût qu'un succès médiocre, il eut quelques imitateurs tels que
Magendie et Thomas Latta.

Mais ce mode de traitement reste plus ou moins délaissé, ainsi
que le prouve le mémoire de Dujardin-Baumetz, qui le prônait
en 1873 (*Union médicale*, 21 octobre 1873).

Cependant Hayem le remet en honneur lors de l'épidémie cho-
lérique de 1884 et fait une importante communication à l'Académie de médecine (*Bulletin de l'Académie de médecine*, 18
novembre 1884).

Vers cette époque, l'attention des physiologistes est attirée sur·
cette méthode, et les expériences de laboratoire se multiplient.
Gyon démontre l'innocuité des injections massives intra-veineu-

ses ou sous-cutanées chez les animaux sains (*Bulletin de l'Académie de médecine*, 29 juillet 1881), et déjà Schwartz (Thèse d'agrégation de Halle, 1881) a montré la possibilité de remplacer jusqu'aux deux tiers de la masse totale du sang.

MM. Dastre et Loye indiquent, en 1888 et 1889, d'une façon claire dans quelles conditions les liquides injectés traversent l'organisme et montrent qu'il s'opère un véritable lavage du sang. De là, l'idée d'employer cette méthode dans les cas d'infection ou d'intoxication, ce qu'ont tenté M. Delbet dans les empoisonnements expérimentaux par la strychnine, et tout récemment, MM. Bosc et Vedel dans les infections expérimentales. Bien que les premiers résultats obtenus fussent loin d'être favorables, la thérapeutique s'empare de cette méthode. En 1890, Sahli (de Berne) emploie avec succès les injections massives d'eau salée dans un cas d'urémie convulsive et dans deux cas de fièvre typhoïde (*Correspondenz Blatt für Schweizer Aerzte*, 1890, pag. 545).

Dès ce moment, les injections massives sont couramment employées et reçoivent une vive impulsion, surtout sous l'influence des chirurgiens qui en obtiennent de remarquables résultats là où d'autres moyens avaient échoué. Les communications se succèdent nombreuses ; la question est discutée à la Société de chirurgie (18 décembre 1895). Lejars (*Presse médicale*, 1er janvier et 23 mai 1896), Jayle (*Presse médicale*, 4 janvier 1896). Pierre Delbet (*Presse médicale*, 22 février 1896), Duret (*Semaine gynécologique*, 28 avril et 5 mai 1896), Tuffier (Société de biologie, 17 mai 1896), publient leurs observations. La question est encore soulevée à l'Académie de médecine, le 30 juin 1896. Enfin, MM. Bosc et Vedel (de Montpellier) ont publié tout récemment, en même temps que de nouvelles études expérimentales, la relation d'observations nouvelles et fait une importante communication au Congrès de Nancy (Voir la Bibliographie).

PHYSIOLOGIE

Nous allons essayer de tracer en quelques lignes la série des expériences de laboratoire, par lesquelles on a d'abord établi l'innocuité des injections massives d'eau salée, et nous rechercherons ensuite quels sont les effets physiologiques de ces injections en expérimentation et en clinique.

L'innocuité de ces injections est démontrée en 1888, par MM. Dastre et Loye, qui parviennent à injecter à divers animaux des quantités considérables d'eau salée, jusqu'aux deux tiers du poids total de l'animal. Après eux, M. Bouchard indique que seules les injections d'eau salée sont inoffensives, et que l'injection d'eau distillée entraîne la mort de l'animal. MM. Bosc et Vedel ont repris ces expériences et démontré le fait une seconde fois.

C'est donc la solution salée qui altère au minimum les éléments du sang ; elle fait cependant subir aux globules sanguins, ainsi qu'il ressort des expériences de MM. Delbet et Vaquez, une légère altération, que l'on peut d'ailleurs considérer comme négligeable.

Quel est maintenant, chez l'animal sain, l'influence des injections sur la pression sanguine et sur la température ? Elles n'ont aucune action sur la pression sanguine, qui n'est pas modifiée. Mais il n'en est pas de même de la température, qui, peu après la fin de l'injection, présente de façon constante une brusque ascension, mais revient à la normale au bout de quelques heures. L'on a, en réalité, un véritable accès de fièvre.

Les phénomènes consécutifs à l'injection sont : l'émission d'une grande quantité d'urine, de la salivation, parfois de la diarrhée et des frissons.

Infections expérimentales.

L'expérimentation physiologique a d'abord cherché si l'on peut aider l'élimination des poisons par le lavage du sang. C'est ce qu'a tenté M. Delbet dans de nombreuses expériences où il a injecté de la strychnine et pratiqué ensuite le lavage du sang. Ces expériences ne donnèrent aucun résultat satisfaisant, ce qui était d'ailleurs arrivé à MM. Dastre et Loye, qui avaient pratiqué le lavage du sang dans les infections expérimentales. Mais, plus récemment, MM. Bosc et Vedel ont obtenu des résultats plus favorables dans le traitement de l'infection colibacillaire expérimentale. Nous indiquerons, en quelques lignes, les conclusions de ce travail qui a paru dans les *Archives de Physiologie* (janvier, 1897).

S'il s'agit d'infection grave, une injection précoce ne modifie que passagèrement les symptômes.

Si l'infection est moins forte, il y a augmentation de l'énergie et de la fréquence du pouls, la pression sanguine est relevée et maintenue ; il se produit une élévation thermique en accès, des mictions abondantes, et une atténuation de tous les troubles généraux.

Si l'infection est légère, l'injection précoce a une véritable action immunisante.

Les infections tardives ne produisent que des effets passagers et n'empêchent pas la mort de l'animal.

Effets physiologiques en clinique.

Les résultats observés dans les infections expérimentales sont moins nets que ceux observés en clinique. Ici, nous avons une suite à peu près constante de phénomènes qui ont été notés avec soin par les cliniciens.

Dans un article de la *Presse médicale*, du 17 février 1896, M. le professeur Bosc a classé ces phénomènes. Nous allons indiquer les phénomènes qu'il a observés, comment il les classe, et nous tacherons ensuite de montrer le ou les points sur lesquels il peut se trouver en divergence de vue avec d'autres cliniciens.

Prenons une infection grave quelconque, dans laquelle tous les organes, atteints par la maladie, accomplissent mal leurs fonctions : faiblesse du cœur, urines rares, etc... Nous faisons une injection d'un litre d'eau, en 15 minutes. Les phénomènes qui vont se développer se peuvent diviser en deux périodes, une période de réaction critique et une période de réaction post-critique.

La période de réaction critique peut commencer à se manifester quatre à cinq minutes après l'injection, quelquefois on ne l'observe qu'après 20, 30, 40 minutes. Elle est caractérisée par un frisson violent avec sensation de froid très vif. On note de l'accélération du pouls, qui devient plus, fort et une augmentation de la température, augmentation qui atteindrait 1 à 1 degré et demi. Au bout de 45 à 65 minutes, au stade de froid succède un stade de chaleur ; la température ne varie pas, mais la face paraît congestionnée, la respiration devient haletante, le pouls est énergique et toujours accéléré. En même temps, se montrent des sueurs profuses, et les urines apparaissent, bien qu'elles soient encore peu abondantes. Quelquefois l'on a de la diarrhée.

Ce n'est qu'au bout de 3 ou 4 heures que l'on observe la réaction post-critique, commencement d'une amélioration réelle. Le pouls diminue de fréquence, la respiration se ralentit, la température tend vers la normale et y arrive, que l'on ait à lutter avec une maladie hyper ou hypothermique. Enfin il s'établit une crise urinaire, quelquefois très remarquable par la grande quantité d'urines émises.

La notable amélioration, que l'on a ainsi produite dans l'état du malade, est passagère ou définitive. Si elle n'est que passagère, on peut tenter une nouvelle injection qui réussira peut-être à amener la guérison.

Tel est, tracé par M. Bosc, le tableau des phénomènes observés à la suite d'une injection d'eau salée. Mais il est un point de la réaction critique sur lequel cet auteur diffère de certains cliniciens, et c'est sur ce point que nous voulons attirer l'attention. Nous avons vu que M. Bosc signale comme phénomène constant après l'injection une augmentation de température qui peut atteindre 1 degré à 1 degré et demi. M. le professeur Carrieu diffère d'avis sur ce point. Il ne nie pas que, dans certaines infections, on n'observe une augmentation de température, mais il indique que les cas où l'on observe en général cette augmentation de température sont des cas où il existe une infection avec hypothermie, le choléra, par exemple dans sa période algide. Dans ces cas, la température, qui est abaissée au-dessous de la normale, subit bien une élévation, mais ce n'est qu'une tendance vers le retour à la température normale. Au contraire, dans les maladies où il y a hyperthermie, M. le professeur Carrieu n'a pu observer cette élévation de température sous l'influence de l'injection, cette période de réaction violente. Il y aurait plutôt tendance immédiate de la température à revenir vers la normale. En un mot, que l'on ait affaire à une maladie hypo ou hyperthermique, il n'y aurait pas de réaction hyperthermique, mais simplement tendance de la température à s'élever ou s'abaisser vers la normale (V. Obs. IV). Il faut noter qu'il en est d'ailleurs de même pour l'augmentation et la diminution de la pression sanguine.

PHYSIOLOGIE PATHOLOGIQUE

Il nous reste maintenant à montrer de quelles façons agissent les injections de solution salée dans les infections. Ce mode d'action est probablement très complexe et l'on ne peut encore le fixer d'une façon certaine. Il y a deux théories qui sont en présence.

Pour les uns, les injections massives détermineraient un véritable lavage du sang. La solution salée dissoudrait les toxines, qui, prises dans le torrent circulatoire, seraient entraînées vers les endroits où leur expulsion pourrait avoir lieu, principalement vers le rein. Cette théorie, très séduisante par sa simplicité même, se heurte aux objections suivantes : il n'est point prouvé que les toxines soient entièrement solubles, et, de plus, on recherche en vain ces toxines dans l'urine des malades ou des animaux, chez lesquels on a employé les injections d'eau salée. Il est réel cependant que le chlorure de sodium détermine vers le sang un fort courant de l'eau des tissus chargée de poisons (Kielkovicz) et que ce même sel, par son action directe sur l'épithélium rénal, facilite l'expulsion de ces poisons.

La seconde théorie admet une action directe sur la phagocytose. La quantité de liquide étant augmentée; il y aurait une dilution des toxines ; l'hypertoxicité du sang diminuerait, et les leucocytes, dont l'action est arrêtée par cette hypertoxicité, reprendraient leur liberté d'action. Il est en effet démontré qu'après les injections d'eau salée on observe une hypoleucocytose très nette (Claisse) et une excitation des globules blancs. L'eau salée

agirait donc d'une façon analogue aux substances immuni-
santes.

Quelque opinion que l'on ait sur ces théories, qui peuvent
d'ailleurs fort bien s'allier toutes deux, il n'en est pas moins vrai
que les injections d'eau salée semblent permettre aux diverses
cellules de l'organisme de reprendre leurs fonctions et amènent
ainsi la guérison. Mais, cependant, quand les lésions produites par
la maladie sont trop profondes, ou bien quand le malade se
trouve dans un état d'infériorité physiologique, les injections
d'eau salée ne peuvent amener la guérison et ne produisent
qu'une amélioration malheureusement passagère.

MANUEL OPÉRATOIRE

Le manuel opératoire des injections sous-cutanées d'eau salée est des plus simple. On peut se servir d'un récipient quelconque, facile à aseptiser, muni à son extrémité inférieure d'un tube en caoutchouc de 1^m,50 de long environ, auquel on adapte la canule du trocart moyen de l'appareil Potain. On peut aussi employer avec avantage l'appareil Potain à pompe foulante. On aura eu soin d'aseptiser au préalable, d'une façon aussi parfaite que possible, ces instruments qui vont être en contact avec le liquide à injecter.

Le point où se fera l'injection est choisi dans un endroit riche en tissu cellulaire, se laissant facilement distendre tel que l'épigastre et les flancs, la paroi thoracique latérale, les régions lombaires, trochantérienne ou la partie antéro-latérale de la cuisse. Quelques auteurs font les injections dans les masses musculaires de la fesse. La région, une fois choisie, est soigneusement aseptisée, et l'aiguille, préalablement amorcée, est enfoncée immédiatement sous la peau sur une longueur de 6 à 8 centim. Le liquide est alors introduit lentement en tenant le bock élevé d'un mètre environ. A mesure que le liquide pénètre, la peau se soulève, et il se forme une poche étalée de liquide dont on peut hâter la pénétration dans l'organisme par des pressions manuelles. On peut ainsi faire pénétrer, par la même piqûre, 4 à 500 gram. de la solution minéralisée. L'aiguille est alors retirée, et l'on applique un peu de collodion sur l'orifice cutané afin de le fermer hermétiquement. La distension du tissu cellulaire est peu douloureuse, mais, si elle le devient trop, il ne faut pas hésiter à piquer en un autre point. La disparition du liquide injecté se fait assez rapidement, et, dès le lendemain, la région a repris son aspect habituel.

Nous avons déjà vu que la solution à employer doit être celle qui a pour première qualité de réduire au minimum les altérations possibles envers les éléments histologiques du sang.

Cette qualité est remplie par la solution suivante, qui s'emploie de façon courante :

> Eau distillée....... 1000 gram.
> Chlorure de sodium.. 7 gram.

Quelques auteurs ont essayé d'employer la solution suivante :

> Eau distillée....... 1000 gram.
> Chlorure de sodium. 7 gram.
> Sulfate de soude. ... 7 gram.

Mais MM. Bosc et Vedel ont démontré que la solution salée simple est la solution de choix, par le minimum d'effets nocifs produits et le maximum d'effets physiologiques obtenus.

Les autres caractères demandés à la solution sont : d'être limpide, de ne contenir aucun corps étranger, d'avoir été stérilisée par un passage à l'autoclave à 120° ou par une ébullition d'au moins 20 minutes. Enfin, l'injection sera faite autant que possible à la température du corps.

Quelle est la quantité que l'on doit injecter? Il semble que l'on ne doit guère dépasser 1000 gram. en une séance ; tous les effets utiles sont obtenus avec cette dose. Mais on peut être obligé de la renouveler plusieurs jours de suite et même parfois dans les 24 heures. Enfin, la durée d'une injection doit être de 10 à 15 minutes.

OBSERVATIONS

Les observations d'injections massives sous-cutanées d'eau salée dans les infections sont nombreuses à cette heure-ci. Nous avons choisi, parmi celles publiées, celles qui nous ont paru les plus intéressantes, et nous y joignons quelques observations inédites qu'on a bien voulu nous communiquer.

URÉMIE.

Maladie hypothermisante. Faire toujours précéder l'injection d'une saignée.

Première Observation.

Publiée par M. Lochelongue (Thèse de Paris, 1896).

T..., âgé de 56 ans.

Antécédents personnels. — A eu les fièvres au moment de son service militaire. Il y a 20 ans, à la suite d'un bain froid, début de la maladie : dyspnée, maux de tête, crampes, obligation de se lever plusieurs fois la nuit pour uriner. En juin 1896, insomnie et étouffements continuels avec paroxysmes; séjour au lit impossible; appétit conservé, urines diminuées, enflure des jambes vers le 25 août.

Entré à l'hôpital le 6 septembre, en proie à une violente dyspnée. Temp. 39°. Saignée de 500 gram.

7 septembre. Dyspnée intense, figure légèrement cyanosée.

2

A l'auscultation du poumon, nombreux râles crépitants et sous-crépitants. Cœur très irrégulier, bruit de galop à la pointe ; pouls petit irrégulier.

Œdème considérable des membres inférieurs avec éraillures de la peau.

Œdème moins considérable de la face et des mains. Urines 3/4 de litre, avec assez grande quantité d'albumine.

Traitement. — 8 ventouses sèches. Oxygène. Pansement ouaté hydrophile.

8. Légère amélioration, moins de dyspnée mais œdème considérable.

Digitale. . . . .
Scille. . . . .   *ââ* 0,03
Scammonée. . . . .

9. La dyspnée persistant toujours malgré tout, on fait au malade, à 7 heures du soir, une injection de sérum artificiel de 750 centim. cubes dans le tissu cellulaire sous-cutané de l'abdomen. L'injection est admirablement supportée par le malade et suivie d'un notable soulagement pendant une heure.

La dyspnée reparaît alors avec des sueurs abondantes et un peu de délire.

Vers 1 heure du matin, sommeil.

10. Diurèse assez abondante ; urines 2 litres avec toujours une certaine quantité d'albumine.

Le malade se sent mieux, mais encore un peu de dyspnée, diminution de l'œdème des membres inférieurs. Temp. 38°,2 (maximum).

11. Diarrhée abondante, liquide et fétide, également forte diurèse.

L'amélioration persiste.

La diarrhée continue les jours suivants.

Le malade sort le 29 septembre : l'œdème a diminué, la respiration est moins anhélante, le cœur est plus régulier. La crise d'urémie est conjurée, mais il y a toujours de l'albumine en assez grande quantité dans les urines.

Observation II.

Publiée par M. Bosc.

Néphrite parenchymateuse. — Urémie, anasarque intense, injections sous-cutanées de sérum artificiel.—Disparition de l'urémie et de l'anasarque.

B..., 42 ans, hémiplégique ; état bon jusqu'en mars 1893. A ce moment anasarque très prononcée, plus marquée aux pieds et aux jambes, moins intense mais très apparente au niveau des parois abdominale et thoracique. Envahissement rapide de toute la surface cutanée ; face bouffie, énorme œdème gélatineux de la région sous-mentonnière.

Cet œdème aurait débuté par la face vers le 27 février. Vomissements.

Urines jaune sale, troubles, 1,000 centim. cubes, D = 1,014. Urée 13,5 par litre ; chlorures 5 gram. ; albumine 12^{gr},50 par litre.

Le 4 mars. Le malade encore plus enflé est affaissé et somnolent. Ballonnement extrême de l'abdomen. Pouls 75, régulier; à l'auscultation, dédoublement droit, oblique, léger en plein ventricule.

Plus de vomissements, mais la somnolence augmente. Régime lacté absolu.

Le soir, à 5 heures, vomissement après l'ingestion d'une tasse de lait. L'abdomen se distend encore, la somnolence est très prononcée. Urines bouillon de bœuf, 1,050 centim. cubes. D = 1,015. Urée 14 gram. par litre. Chlorures 5 gram. Albumine 12 gram.

Le 5. L'état s'aggrave. Urines, 900 centim. cubes. D. = 1015. Urée, 14 gram. par litre; chlorures, 4 gram.; albumine, 11 gram.

Le 6. Somnolence très marquée avec, par intervalles, de l'agitation, léger délire. Pouls 84, faible, dépressible; température axillaire = 36°,3.

A 4 h. de l'après-midi, on fait une injection sous-cutanée de 200 centim. cubes de sérum artificiel. Une heure après, le pouls est monté de 84 à 88; la température est à 37°,8.

La nuit du 6 au 7 est meilleure, le malade repose sans agitation.

Le 7. Le malade s'éveille facilement, moins d'égarement, et, malgré un peu de somnolence, on obtient des réponses nettes.

La température axillaire est retombée, le matin, à 36°,1; le pouls est plus fréquent, 104, et régulier. Les urines sont plus abondantes. Voici les urines de 24 heures divisées en trois parties à partir de la fin de l'injection :

1° Urines de 5 à 8 heures du soir. Q. = 200 centim. cubes; D. = 1,016. Urée, 13 gram.; chlorures, 4 gram.; albumine, 10 gram. par litre; couleur bouillon de bœuf très trouble.

2° Urines de 8 h. du soir à 7 h. du matin. Q. = 300 centim. cubes; D. = 1,014. Urée, 12 gram.; chlorures, 3 gram.; albumine, 10 gram.

3° Urines de 7 h. du matin à 5 h. du soir. Q. = 600 centim. cubes; bien plus claires; R. acide; D. = 1,017. Urée, 14 gram.; chlorures, 4 gram.; albumine, 14 gram. au litre.

Le 8 au matin, l'affaissement et la somnolence reparaissent. Depuis la veille, abondante diarrhée fétide, jaune-verdâtre. L'état s'aggrave dans la soirée, les urines diminuent : Q. = 650 centim. cubes; D. = 1,015. Urée, 12 gram.; chlorures, 3 gram.; albumine, 11 gram.

On fait, à 5 h, une nouvelle injection sous-cutanée de sérum artificiel. A la suite de cette injection, le pouls tombe à 90, calme, régulier, abondante diarrhée liquide.

Le 9 au matin, affaissement, somnolence. Diarrhée fétide, légère diminution de l'anasarque, abdomen moins ballonné.

Nouvelle injection sous-cutanée de 200 centim. cubes de sérum artificiel.

Le 10. Amélioration manifeste ; disparition de l'œdème et de l'émaciation de la face. L'œdème des mains a également disparu en totalité, et celui du thorax et des membres inférieurs a diminué. Diarrhée très forte, urines rares.

Les jours suivants, l'amélioration s'accentue ; l'anasarque disparaît complètement. L'attaque d'urémie a été conjurée.

Observation III.

Publiée par M. LOCHELONGUE (Thèse de Paris, 1896).

D... Mathilde, âgée de 36 ans, ménagère, entrée le 31 août 1896.

Père mort de tuberculose pulmonaire.

Mère et mari vivants et bien portants.

Quatre enfants, un vivant, trois morts jeunes de dysenterie ou diphtérie.

Œdème déjà ancien des membres inférieurs, troubles oculaires, vertiges, mal de Bright.

Urine très fortement albumineuse, 3 gram. par litre.

La malade arrive de Buenos-Ayres, après une longue traversée, où, malgré la constatation de la néphrite, elle n'a pu suivre le régime lacté.

Le régime lacté absolu est prescrit.

1er septembre. Etat stationnaire ; l'œdème augmente, mais les urines sont encore abondantes : 1 litre 200.

2. Diminution de la quantité d'urines.

3. L'état général est moins bon. L'œdème des membres inférieurs augmente (900 centim. cubes).

4. Nuit un peu agitée ; insomnie ; céphalalgie, légers vomissements.

5. L'œdème gagne les cuisses et les grandes lèvres. Vomissements ; l'urine diminue considérablement : 500 centim. cubes.

Régime lacté, eau-de-vie allemande.

6. Aggravation de l'état général.

7. Dyspnée ; œdème considérable ; sommeil agité ; vomissements.

A 6 h. du soir, saignée de 400 gram. Le sang est noir et coule difficilement.

8. Pas d'amélioration après la saignée. Dans la soirée l'état devient comateux.

9. Nouvelle saignée de 100 gram. et injection, dans le tissu cellulaire sous-cutané de l'abdomen, de 400 centim. cubes de sérum artificiel.

Aussitôt après l'injection, la malade revient un peu à elle et se plaint de violentes douleurs dans la région des reins.

Une heure après, il semble qu'il y a amélioration après une abondante diarrhée. Disparition des vomissements, diminution de la dyspnée.

Mais cinq heures après, l'état s'aggrave et la malade meurt dans le coma.

De cette dernière observation il ressort que l'injection sous-cutanée a été tardive et n'a pas eu le temps d'agir.

Enfin, ces observations montrent, ainsi que l'a dit M. Bosc, que dans l'urémie : « La guérison est amenée, non plus par une réaction extrêmement énergique, mais par des réactions successives ».

FIÈVRE TYPHOÏDE

Les injections d'eau salée dans la fièvre typhoïde ont donné d'excellents résultats, et ce traitement est indiqué, soit dans les cas qui paraissent désespérés, soit dans ceux où, pour une cause quelconque, le malade ne peut être soumis au traitement par les bains.

Observation IV.

Publiée par M. Lochelongue.

Fièvre typhoïde normale chez une jeune fille de 21 ans, arrivée depuis peu de Paris comme cuisinière.

Entrée à l'hôpital le quatorzième jour de la maladie. Séro-diagnostic.

A l'entrée, malade très abattue, urine peu, et grande quantité d'albumine. Temp. 39°,9 ; pouls 156.

Pendant les jours suivants la température monte, le pouls devient plus rapide et moins nettement perçu. Battements du cœur mal frappés. Urines peu abondantes, avec toujours beaucoup d'albumine.

Le traitement consistait en bains froids. Le dix-septième jour de la maladie, hémorrhagies intestinales abondantes et répétées. La température qui était à 40° tombe à 37°,4 vers 5 heures, pour remonter à 9 heures du soir à 37°,8. Le pouls est alors à 148.

Traitement. — Injection de caféine, glace. Suppression des bains.

Le soir, injection de 500 centim. cubes, dans le tissu cellulaire de la face antérieure de la cuisse, de sérum artificiel ainsi composé :

Chloruro de sodium............ 10 gram.

Sulfato de soude............. 10 —

Eau...................... 1000 —

L'injection est faite à 9 heures du soir.

La température, qui était avant l'injection de 39°,9 et qui, après l'injection, était descendue graduellement de 1 degré toutes les 3 heures, n'était plus le lendemain matin que de 36°,9. La malade urine plus abondamment, mais l'urine ne peut être recueillie. Les phénomènes généraux sont amendés.

Les jours suivants, l'état de la malade s'aggrave, mais, l'hémorrhagie ayant disparu, on remet la malade aux bains froids. Elle arrive à convalescence et guérit.

PNEUMONIE

Les observations d'injection sous-cutanée dans la pneumonie sont assez rares. Celle que nous donnons ici a été publiée par M. Bosc. L'injection a été faite sur un malade très affaibli, presque à l'agonie, et, malgré l'issue funeste de la maladie, elle démontre de façon très nette que deux fois l'on a obtenu une amélioration réelle par les injections, amélioration qui malheureusement n'a pu se maintenir, étant donné la gravité de l'infection générale.

Observation V.

Bosc, professeur agrégé de la Faculté de Montpellier.

Pneumonie double chez une femme âgée de 65 ans. — Injections sous-
cutanées de sérum artificiel.

L...., âgée de 65 ans, bien portante jusqu'en février 1892,
malgré un état de faiblesse dû à son âge et à une vieille bronchite chronique.

Le 23 février. Elle se plaint d'être abattue et le 25 on la trouve
au lit, en décubitus dorsal, la tête sur l'oreiller, la face très pâle,
le regard atone, la respiration fréquente et pénible, le pouls
fréquent, rapide, dépressible. Temp. axillaire de 38°.

Au sommet droit et en arrière, matité avec augmentation des
vibrations; respiration légèrement soufflante, avec des râles
sous-crépitants fins.

Au sommet gauche, respiration plus haute, rude, râles fins
disséminés. Le reste du poumon a sa sonorité normale, et à
l'auscultation on retrouve les râles de bronchite ordinaires chez
la malade.

Dans la soirée, l'état s'aggrave; la malade est assise sur le lit,
la face très pâle, défaite, la respiration très pénible, gémissement plaintif à la fin de l'expiration.

Mêmes signes au sommet mais plus marqués, râles d'œdème
disséminés aux bases. Le pouls est fréquent 120, dépressible.
Temp. axillaire 38°,2. Peau moite.

Traitement. — Ventouses. Ipéca. Lait. Rhum.

Le 26. Aggravation de l'état général. La congestion des
sommets s'accentue, hépatisation nette; l'œdème pulmonaire
fait des progrès. Temp. axillaire 38°. Dans l'après-midi, la respiration devient très pénible, fréquente, et la température
axillaire monte à 39°,1.

Le 27. L'état général s'aggrave encore. La malade est en décubitus dorsal, les paupières closes, le corps en résolution. Pouls 125. Temp. axillaire 39°,5.

Elle présente 40 respirations par minute, avec une inspiration saccadée, une expiration brusque se terminant par un gémissement.

Les urines sont rares, très colorées avec très peu d'urée, de chlorures et de fortes traces d'albumine non rétractile.

Vers 4 h. 1/2 du soir, la malade est moribonde : respiration très superficielle, avec longues pauses irrégulières, cyanose de la face et des extrémités, pouls à 120, très dépressible et intermittent. On fait une saignée de 200 grammes, et, en même temps, on procède à une injection sous-cutanée de 600 centim. cubes de sérum artificiel à la température de 39°. Pendant cette injection, qui dure 26 minutes, la malade se remet peu à peu, et, à la fin de l'injection, elle accuse un sentiment de bien-être. La respiration devient beaucoup plus facile.

A 8 heures du soir, le thermomètre marque 37°,6, le pouls est à 125 et les respirations sont tombées de 44 à 32.

Le 28. Les urines sont plus abondantes et l'amélioration se maintient jusque dans l'après-midi. Mais, vers 5 heures du soir, la malade se cyanose de nouveau, le pouls est petit et intermittent. Râles crépitants et respiration soufflante aux deux sommets, en plus des râles d'œdème dans les poumons.

Nouvelle injection de 600 centim. cubes dans le tissu cellulaire sous-cutané. Le pouls demeure fréquent, mais les intermittences disparaissent, la respiration s'améliore.

1ᵉʳ mars. La malade tombe dans le coma. Les injections de caféine n'ont aucun effet. A 4 h. 1/2, nouvelle injection souscutanée de 500 centim. cubes. Le pouls se relève, mais la température tombe de 37°,3 à 36°,5 une heure après l'injection.

La nuit est relativement bonne, mais le lendemain l'affaissement augmente et la mort survient le 3 mars.

A l'autopsie, pneumonie des deux sommets avec œdème généralisé du reste du poumon.

Congestion de tous les organes.

———

ROUGEOLE.

Observation VI.

Publiée par M. LOCHELONGUE.

L.-F..., Hippolyte, 18 ans, marchand de vin.

Début de la maladie le 6 mai par catarrhe des muqueuses.

8 mai. A la vue de l'éruption est envoyé à l'hôpital pour
rougeole.

9. Exanthème sous forme de macules, caractéristique de la
rougeole, assez accentué à la face, moins net sur le tronc. Pas
d'exanthème sur les membres, piqueté rouge sur la gorge.

Yeux injectés, coryza. Temp. 39°.

Léger souffle systolique au cœur, toux ; urines normales, pas
d'albumine.

10. Eruption plus intense sur la face et le corps, s'étendant
aux membres.

Quelques râles disséminés au poumon gauche.

15. Eruption disparue. Début de la desquamation sur la face.

16. Desquamation du thorax et du dos.

Toux fréquente, râles aux deux poumons.

18. Crachats sanguinolents et visqueux.

Râles sous-crépitants aux deux bases.

21. Pas de crachats nummulaires.

Râles disséminés aux deux bases. Pas d'albumine.

22. La température atteint 39° le matin.

Expectoration abondante. Crachats visqueux et sanguinolents.

Râles sous-crépitants aux deux bases remontant à gauche au-dessus de la pointe de l'omoplate. Légère céphalée.

Ventouses, terpine 1 gram.

23. Temp. matin 38°,7 ; soir 37°,2.

24. Temp. matin 38°,5. A peu près mêmes signes stéthoscopiques. Les râles sous-crépitants s'entendent plus haut aussi bien à droite qu'à gauche.

25. Râles muqueux jusqu'à l'épine de l'omoplate. Dans les fosses sus-épineuses, râles sibilants et quelques râles crépitants.

Temp. matin 39°,4 ; soir 38°,5.

Le soir à 9 heures, injection sous-cutanée de 250 gram. de sérum artificiel d'Hayem.

Une éruption d'urticaire, sans prurit, est aperçue sur le ventre au moment de l'injection.

26. Expectoration plus abondante que la veille, gros crachats nummulaires blanchâtres, quelques crachats sanguinolents rares.

Râles muqueux moins abondants.

Temp. matin 37°,8 ; soir 38°,1.

27. Râles disséminés aux deux bases, moins nombreux que la veille.

Temp. matin 38°,2 ; soir 38°,3.

Crachats moins abondants, blanchâtres.

A partir de ce moment, l'amélioration des phénomènes pulmonaires s'accentue et le 2 juin le malade est guéri.

SCARLATINE.

Observation VII.

LOCHELONGUE.

Scarlatine grave avec urémie. — Injections de sérum artificiel. — Guérison.

Eugène B..., 20 ans.

Mère morte tuberculeuse, père bien portant ainsi que quatre frères et sœurs.

Bronchites à répétition. Syphilis il y a huit mois. A été soigné il y a neuf mois pour cystite blennorrhagique, goutte militaire.

Début le 11 avril par malaise généralisé.

Courbature, céphalalgie, vertiges. Le 12, mal à la gorge très violent.

Eruption le 14 au matin, vue d'abord par le malade sur les bras.

16. Rougeur diffuse avec petit piqueté nettement scarlatineux sur tronc, abdomen, dos, bras, cuisses ; aux jambes l'éruption est très manifestement purpurique.

Gorge rouge. Amygdales tuméfiées, langue rouge commençant à se desquamer.

Inappétence, diarrhée au début. Pas de selles depuis trois jours.

Peu de sommeil. Rêvasserie. Subdélire.

Albumine dans les urines.

17. L'éruption est moins intense, persistance de l'aspect purpurique des jambes ; gorge moins rouge, plus de délire ; albumine.

18. Un demi-gramme d'albumine.

22. Plus d'albumine.

1ᵉʳ mai, 1 . nes, un verre ; albumine, 2 gram. Vomissements
cette nuit. Le malade boit très peu, n'aime pas le lait.

Traitement. — Poudre de scille, digitale et scammonée.

3 mai. Plus de vomissements ; douleurs de rein ; injection
sous-cutanée de chlorure de sodium ; albumine, 2 gram.

4. Urines, 200 gram. ; albumine, 3 gram. ; souffle mésosys-
tolique à la pointe ; bruit de galop inconstant.

5. Urines, 1/4 de litre ; albumine, 3 gram. ; douleurs de l'oreille
gauche avec surdité de ce côté.

6. Nouvelle poussée éruptive scarlatiniforme généralisée ;
un peu de dyspnée. Point de côté à droite.

Température monte à 40° ; pouls, 120.

7. Dyspnée ; à l'auscultation, souffle tubaire tout à fait en
bas ; râles disséminés dans toute la poitrine ; quelques crachats
de congestion pulmonaire.

Urines, 700 gram. sanglantes ; albumine. 2 gram. ; acétate
d'ammoniaque, 4 gram. ; ventouses ; injection sous-cutanée de
200 gram. de sérum ; suppression des pilules de digitale.

8. Souffle au sommet droit très étendu ; état général bon.

Urines, 750 gram. ; albumine 2 gram.

9. Nuit plus mauvaise. Application de ventouses.

Souffle à droite à la partie moyenne du poumon ; à gauche,
point de côté avec souffle assez intense.

Quelques râles muqueux ; cœur rapide.

Malade pâle, très affaissé.

Urines, 1 litre rouge brun ; albumine 2 gram. ; injections de
250 gram. de sérum.

10. Disparition des souffles ; quelques râles sous-crépitants.
Obscurité aux bases.

Dyspnée, crachats hémoptoïques.

Urines, 1/2 litre ; albumine, 2 gram. Potion à l'acétate d'ammoniaque.

11. Souffle doux à la base droite, œdème des malléoles et de la verge ; di..tinution de la dyspnée.

Urines, 2/3 de litre ; albumine, 2 gram.; diarrhée très fétide ; benzoate de soude, 4 gram.; ventouses.

13. Urines, 1 litre 1/2 ; albumine, 3 gram.; crachats hémoptoïques ; épistaxis.

Urines rouge sang;diarrhée noirâtre;mœléna; ergotine 1 gram.; bétol, 2 gram.

15. Urines rouges ; albumine 2 gram.

Râles sous-crépitants des deux côtés ; plus de mœléna, langue sèche ; malade abattu.

16. Urines sédimenteuses. La température tombe à 37°, après s'être maintenue depuis le 6 mai entre 38°,5 et 39°.5 ; albumine, 2 gram.

18. Amélioration, diarrhée moins intense ; rien à l'auscultation.

L'albumine tombe de façon graduelle, et, après une disparition complète, le malade sort le 31 août avec encore 0,25 centigr. d'albumine.

Observation VIII.

Lochelongue.

Pneumonie chez un scarlatineux. — Injection de sérum artificiel. — Guérison.

M... René, 16 ans 1/2, entre le 19 mai 1896.

Dans l'enfance, fièvre typhoïde, rougeole, fluxion de poitrine.

Père mort de cause inconnue ; mère bien portante ; deux sœurs, dont l'une a eu la scarlatine il y a deux mois, l'autre les oreillons.

Début, le 15, par frissons, courbature, fièvre, céphalalgie violente, mal de gorge.

16 et 17. Grande amélioration de l'état général.

18. Le malade veut se lever, mais céphalalgies violentes et vertiges qui l'obligent à se recoucher. Il s'aperçoit d'une éruption d'éléments rouges qui durent jusqu'au lendemain.

Un médecin appelé ne fait pas de diagnostic.

19. Toux, dyspnée intense. Le malade est envoyé à l'hôpital.

20. Pas d'exanthème sur le corps; langue blanche à bords rouges, mal de gorge, amygdales rouges et tuméfiées.

Un peu d'adénopathie sous-maxillaire droite, soif intense, inappétence.

Dyspnée très accentuée, le malade ne peut se coucher sur le côté gauche, qui est sain. A droite, matité assez accentuée vers le sommet du poumon.

Souffle rude râpeux.

Pouls très rapide 140, régulier; cœur, battements rapides. Temp. 39°.

Pas d'albumine.

21. Le malade est plus oppressé qu'hier.

Dyspnée très intense. Temp. 39°,7; pouls, 120; crachats rouillés abondants.

A droite, matité du sommet; souffle tubaire.

Urines, 1 litre, assez colorées.

22. Malade très abattu. Temp. 39° le matin; injection sous-cutanée de 250 gram. de sérum artificiel.

Le soir, 38°,7.

23. Température tombe à 37°.

Le malade se sent beaucoup mieux.

24. Le malade se trouve très bien; urines, 1 litre 1/2.

A partir de ce moment, l'état va toujours s'améliorant, et quelques jours après le malade est complètement guéri.

Observation IX.

Publiée par M. Roger (*Presse médicale*, 1896).

Scarlatine grave.

Jeune homme de 15 ans, entre le 17 février à l'hôpital. Début de la scarlatine, le 15, par des vertiges, des maux de tête et du mal de gorge.

A l'entrée, état général très grave ; état demi-comateux. De temps en temps les membres sont agités par de légers mouvements convulsifs ; la figure est tirée, les yeux fixes, la dyspnée intense ; 68 mouvements respiratoires à la minute. Pouls, 120 régulier et assez fort.

Éruption scarlatineuse généralisée sur tout le corps ; la langue est sèche, fendillée ; les amygdales tuméfiées, recouvertes d'un dépôt pultacé. Après son arrivée, le malade rend une petite quantité d'urine sans albumine.

Devant la gravité de l'état général, on pratique, à 10 h. du soir, une injection sous-cutanée de 400 gram. d'eau salée. A 1 h. du matin, on donne un bain à 28°.

Le 18 au matin, état général à peu près le même que la veille: état comateux, quelques soubresauts dans les membres, la langue est desséchée. La température, qui s'était abaissée après le bain, était remontée, au matin, à 40°,2. Le nombre des respirations se maintenait à 68 ; le pouls est à 120, mais très faible. Depuis la veille, pas d'urines.

Le pronostic semblant devoir être fatal, M. Roger fit une tentative de sérothérapie. Après une saignée de 150 gram., il injecta, à 11 h., sous la peau du ventre, 80 centim. cubes de sang défibriné, pris chez un convalescent de scarlatine.

A 4 h., le malade semblait dormir et respirer facilement.

3

S'étant réveillé, la respiration revêt le type de Cheynes-Stockes. Le pouls est à 120, faible.

Il semble qu'il y a une amélioration assez manifeste, mais la température reste élevée, et il n'y a toujours pas d'urines.

On donne un bain à 28°, à la suite duquel la température commence à baisser.

A 7 h. du soir, on injecte, sous la peau, 400 gram. d'eau salée. A 8 h., le malade urine.

A 10 h., le malade dort tranquillement ; il y a 100 pulsations à la minute et 25 respirations.

Le 19 au matin, le malade est tout à fait transformé : il parle facilement, se sent très bien et demande à manger. La langue est dépouillée, humide ; l'éruption pâlit ; pouls, 80 ; respiration, 22. Enfin, depuis la veille 8 h., le malade a rendu 110 centim. cubes d'urine rouge foncé, sans albumine. La température, qui oscille encore autour de 38°, revient le lendemain à la normale.

Les jours suivants, l'amélioration se continue et le malade est rapidement guéri.

Observation X.

Inédite.

Communiquée par M. le professeur CARRIEU.

G..., soldat, entre le 14 février 1896.

Père rhumatisant ; sa mère se porte bien, ainsi qu'un frère et une sœur.

N'aurait eu aucune maladie antérieure.

Début de la maladie actuelle, il y a trois jours.

Le 11 au soir, frisson intense, suivi d'un mal à la gorge d'abord assez léger, qui, depuis avant-hier, s'est accentué et s'accompagne de brisement général et de rachialgie.

Le lendemain, ces phénomènes augmentent et, en même temps, apparaissent des vomissements, de la diarrhée et la rougeur scarlatineuse.

15. Le malade est très affaissé et répond péniblement aux questions qu'on lui pose. Il vomit tout ce qu'il prend et a eu, depuis hier, sept selles diarrhéiques.

La face est couverte d'une rougeur diffuse ; le thorax, l'abdomen et les membres présentent une éruption étendue, livide, vineuse, avec une desquamation épidermique furfuracée, limitée aux flancs.

L'éruption est plus intense au niveau des plis de l'aine, du coude et de l'aisselle ; l'empreinte du doigt et la raie scarlatineuse se produisent rapidement ; la peau est partout très sèche.

La langue est fortement saburrale ; le pharynx et les piliers présentent la teinte vineuse caractéristique, cachée en grande partie par de fausses membranes. Temp. 39°,6 ; pouls petit, mou, dépressible, 112. A l'auscultation de la poitrine, des ronflants et des sibilants.

Urines rares, pas d'albumine.

Traitement. — Cachets de dermatol et de benzonaphtol, deux lotions tièdes (33°) sur tout le corps. Lait et café.

Temp. du soir, 40°,4.

16. Agitation extrême pendant la nuit.

L'éruption est devenue encore plus violacée. On est en présence d'un véritable rash hémorrhagique, qui s'étend uniformément sur le tronc et les membres. La peau est toujours très sèche.

Le pouls est petit et très fréquent, 116.

Temp., 39°,9.

Le malade se plaint toujours de sa diarrhée et de ses vomissements.

Un bain d'air chaud est donné à 3 h. de l'après-midi. Après le bain, état presque syncopal ; le pouls est filiforme ; la température est à 40°,7.

On injecte immédiatement sous la peau de la fesse droite 150 gram. de sérum artificiel.

A 7 heures du soir, la température est de 39°,7. Le pouls s'est fortement relevé et est moins fréquent, 104.

17. Nuit assez bonne. Température 38°,6. Pouls 104.

La rougeur paraît un peu moins intense ; l'angine est moins considérable et la langue commence à se dépouiller.

L'examen bactériologique des fausses membranes révèle la présence de streptocoques.

La diarrhée est toujours très forte, et on signale pour la première fois la présence d'une quantité considérable d'albumine non rétractile dans les urines.

A 4 heures du soir la température est de 39°.

18. Le malade a reposé cette nuit.

L'éruption diminue d'intensité ; disparition des fausses membranes et il ne reste, dans la gorge, que de la rougeur limitée aux piliers et à la luette. Température, 38°,4. Pouls, 96. La diarrhée a cessé ; l'état général paraît meilleur.

19. Température, 37°,6.

Début de la desquamation sur les cuisses. La rougeur est toujours moindre.

Le 2e bruit du cœur est claqué.

Beaucoup d'albumine non rétractile dans les urines.

21. L'amélioration continue. Traces d'albumine dans les urines.

24. Plus de fièvre, plus de rougeur.

Desquamation. Disparition complète de l'albumine.

Le malade sort le 5 avril complètement guéri et après avoir fait une desquamation très forte et étendue en lambeaux.

Observation XI.

Inédite.

Communiquée par M. le professeur CARRIEU.

P..., entre le dimanche 17 mai, dans le service du professeur Carrieu.

Cet homme est malade depuis jeudi 14 mai. Le soir, il a eu un mal de gorge, en se couchant. Le vendredi, celui-ci s'est accentué, enfin le samedi 17 mai, l'angine était si forte qu'elle gênait absolument la déglutition. En même temps le malade a vomi plusieurs fois, et a eu chaud dans la soirée.

Le dimanche, après une nuit très agitée et mauvaise, il se fait porter malade, et ne se plaint que de mal à la gorge et de diarrhée très abondante. On remarque qu'il a une éruption interne et généralisée, et on l'envoie de suite à l'hôpital.

Antécédents personnels. — Nuls. Un vomissement de sang à 15 ans, dont on peut douter, quoique le malade assure qu'il ait été très abondant, et dont la pathogénie est très douteuse.

Antécédents héréditaires. — Père et mère bien portants, mais il y a une tare dans la famille, que nous révèle un ami du malade. Son frère et deux de ses sœurs seraient morts de 20 à 25 ans, de lésions cardiaques. Le frère est mort pendant son service militaire, dans l'hôpital de Montpellier.

État actuel. — Le malade est très abattu, la face congestionnée, vultueuse, il présente une éruption très marquée, généralisée ; elle est rouge intense, écarlate, formant au thorax de larges placards érythémateux, s'effaçant à la pression. Elle n'est nullement douloureuse. La langue est sèche, sale et saburrale avec quelques points rouges çà et là; elle est rouge vif à la pointe.

Le voile du palais, l'arrière-gorge sont écarlates, vernissés; les amygdales volumineuses et couvertes de fausses membranes, que nous pouvons détacher facilement.

Le malade a encore de la diarrhée.

Le cœur bat à 116, les battements sont forts et bien nettement claqués.

Rien aux poumons, rien dans les articulations.

On porte le diagnostic de fièvre scarlatine, et on prescrit :

1° Benzo-naphtol............ ...   1 gram.

    Sulfate de quinine..........   0^{gr},60

                      en 4 cuillerées.

2° Régime lacté absolu. Rhum...   120 gram.

3° Un collutoire avec :

    Glycérine................   30 gram.

    Résorcine................   1 —

Un gargarisme :

    Eau de Labarraque..........   50 gram.

    Eau................ ....   1000 gram.

18. La Température 39°,8.

La nuit du 12 au 18 a été mauvaise, le malade a vomi son lait à plusieurs reprises. Le malade est très abattu.

L'angine est moins marquée, la déglutition est moins pénible, l'éruption est plus généralisée et plus écarlate que la veille, surtout aux deux membres inférieurs.

Pas de douleurs articulaires. *Louche d'albumine non rétractile.*

Temp. 39°, en bonne voie de descente.

Le cœur bat à 104, mais les bruits en sont moins frappés et moins nets que la veille. Le petit et le grand silence tendent à s'égaliser; en un mot, il y a une tendance manifeste à l'embryocardie. On redoute la myocardite, et on prescrit 3 injections de caféine, dont une illico.

Caféine.................... ....   0^{gr},75

En outre, même traitement comme boisson, café, lait glacé.

Dans la journée, le malade est très abattu, les signes de myocardite s'accentuent, et le pouls est très faible, filiforme et dépressible.

La diarrhée a cessé.

19. Nuit mauvaise; le malade n'a pas dormi et est très inquiet; sa physionomie est anxieuse.

Son éruption est toujours stationnaire aux membres inférieurs; elle est moins marquée au thorax. L'angine a presque entièrement disparu, seuls le gonflement et la rougeur vernissée persistent ; la déglutition, d'ailleurs, n'est plus gênée du tout.

Le malade n'a pas eu de selles de la nuit. Il ne vomit plus, à condition d'avoir, sitôt après avoir bu, de la glace dans la bouche

Le cœur bat à 120. Les bruits du cœur sont très affaiblis, le premier est lointain, assourdi : à peine perçoit-on le claquement valvulaire du second. Le grand et le petit silence se sont égalisés ; pas d'arythmie, pas de douleur à la pression, dans les espaces intercostaux de la région précordiale.

Devant ces phénomènes cardiaques, on craint une terminaison fatale et on prescrit :

Caféine.. .... 10 gram.

Sérum artificiel en injection

NaCl..................... 10 —
Phosphate Na............. 5 —
Sulfate Na............... 7 —
Eau..................... 1000 —

Le soir, à 2 heures de l'après-midi, nous faisons l'injection de sérum.

Dans la région fessière gauche, au dessous du bord inférieur du grand fessier gauche, nous injectons 200 gram. de sérum.

Dans le même point et à droite avec les précautions antisep-

liques voulues, nous injectons 250 gram. de sérum. En tout
450 gram.

Les injections, pratiquées très lentement (1/4 d'heure à gauche, 25 minutes à droite), n'ont éveillé qu'une légère douleur,
plus marquée cependant dans la région fessière droite.

On pratique à la même heure l'injection de $0^{gr},50$ gram. de
caféine.

Le soir, le gonflement occasionné par les 2 injections a presque entièrement disparu : il y a encore un peu de rougeur et
une douleur assez vive à droite.

Le pouls est toujours aussi fréquent, mais il est moins dépressible, plus tendu.

Le malade est moins abattu. Temp. 39°,3.

Vers les 11 heures du soir, nous revoyons le malade ; il se
plaint de ne pas dormir, le pouls semble s'être relevé, mais il y
a toujours de l'embryocardie. On fait une injection de $0^{gr},50$ de
caféine, ce qui porte la quantité injectée à 1 gram.

20. Le malade a reposé quelque peu dans la seconde partie de
la nuit.

A son réveil, il a eu une épistaxis abondante.

Sa physionomie est plus éveillée qu'hier et il est moins inquiet
et moins abattu.

Temp., 37°,7. Pouls, 120.

Le pouls est toujours petit, profond, mais tendu, peu dépressible. Les battements du cœur sont, le premier un peu moins
lointain, le second un peu plus frappé. Mais le grand et le petit
silence sont toujours égaux.

La langue est rouge écarlate, framboisée dans toute sa surface ;
il n'y a plus d'angine.

L'éruption pâlit au thorax, elle est stationnaire aux membres
inférieurs ; aucune trace de desquamation.

Le malade n'ayant pas eu de selle depuis le 18 au soir, on
prescrit un lavement glycériné.

Le cœur battant plus fort que hier, l'état général se relevant, on ne fera pas d'injections de sérum.

On prescrit :

Caféine 1ᵉʳ,50, en injections.

On continue :

1° Quinine. Benzo-naphtol.
2° Lait et café glacés.

Le malade ne souffre plus des régions où on a pratiqué l'injection ; il supporte très bien le régime lacté.

Dans la soirée, le malade a reposé, il a eu 2 selles abondantes à la suite du lavement glycériné.

Toujours de l'embryocardie, mais les contractions sont plus fortes. Temp., 37°,5.

21. Nuit bonne. Le malade ne souffre pas et ne se plaint nullement. Temp., 37°,5.

On note un léger début de desquamation aux ailes du nez et aux oreilles ; rien au tronc, où l'éruption a disparu.

Au cœur, 112 pulsations ; les battements sont plus nets et même frappés ; on perçoit très bien le second bruit bien claqué ; le petit silence est plus manifeste.

On prescrit quand même, à cause du nombre élevé des pulsations :

Caféine 1ᵉʳ,50.

22. Langue toujours rôtie ; le malade est bien éveillé, ne souffrant nulle part ; il ne se plaint que d'être constipé.

Le cœur bat à 104 ; le grand silence se dessine très bien ; les bruits du cœur sont plus nets, surtout le premier, qui est plus long et moins sourd.

Le pouls est moins profond, pas dépressible, mais plutôt très résistant ; pas d'arythmie.

On recherche la desquamation : elle n'a encore débuté qu'à la face.

Rien dans les articulations; plus d'albumine.

Temp., 38°,4. 37°,6.

On prescrit:

> 0gr,50 de caféine.
>
> Un grand lavement glycériné,

23. Les battements cardiaques sont maintenant bien frappés; à peine si on peut voir que le grand silence est diminué; pouls bien tendu, battant à 96.

> Caféine 0gr,50.

24. On supprime la caféine; desquamation très manifeste.

Les 3 jours suivants, la température ne revient pas vers la normale, grâce à un léger embarras gastrique marqué par de la constipation; celle-ci cède grâce aux lavements, et le 29, le malade entre en convalescence.

Observation XII.

Inédite.

Communiquée par M. le Dr MAGNOL.

Cirrhose atrophique avec ascite considérable. — Injection intra-péritonéale d'eau salée.

B..., 27 ans, boulanger, éthylisme modéré.

Le 2 février, on fait une ponction qui donne 10 litres de liquide séreux, très limpide. A la suite, injection intra-péritonéale de 2 litres de sérum artificiel à 38°.

Voici le tableau de la température et du pouls dans les heures consécutives à l'injection:

11 heures.	Temp. 35°,9.	
12 —	— 36°,1.	Pouls ?8
1 —	— 36°,3.	— 74.
2 —	— 36°,8.	— 78.

3 heures	Temp. 36°,9.	Pouls 80.
4 —	— 36°,8.	— 80.
5 —	— 37°,3.	— 82.
6 —	— 36°,9.	— 78.
7 —	— 36°.7.	— 76.

20. On fait une ponction à droite. On enlève 9 litres de liquide, et on injecte dans le péritoine, 1,000 centim. cubes de sérum artificiel.

Voici le tableau de la température et du pouls dans les heures qui ont suivi l'injection :

11 heures.	Temp. 36°,3.	Pouls 78.
12 —	— 36°,4.	— 78.
1 —	— 37°,1.	— 82.
2 —	— 37°,2.	— 80.
3 —	— 37°.3.	— 88.
4 —	— 37°,3.	— 88.
5 —	— 38°.	— 92.
6 —	— 37°,6.	— 86.
7 —	— 37°,5.	— 86.
8 —	— 37°,7.	— 88.

Il faut noter qu'il existait, autour d'une première ponction, une escharre qui amenait un peu de fièvre tous les soirs.

On voit que, dans ces deux injections intra-péritonéales, nous n'observons pas d'hyperthermie consécutive à l'injection.

CONCLUSIONS.

Il nous semble que les conclusions que l'on peut tirer de ce qui précède sont :

1° Les injections d'eau salée seront faites avec les précautions aseptiques nécessaires ; l'eau qui doit servir sera soigneusement stérilisée, ainsi que les appareils qui entreront en contact avec elle. Nous conseillons de préférence l'emploi de la solution ne contenant que du chlorure de sodium, solution qui altère au minimum les éléments histologiques et produit les effets maximums.

2° Malgré la légère altération produite sur les globules rouges, ces injections sont sans danger, pourvu qu'elles ne soient pas trop rapides. MM. Dastre et Loye ont déterminé la vitesse toxique et l'ont fixée à 3 centim. cubes par minute et par kilogr. d'animal.

3° Les injections sous-cutanées massives nous paraissent présenter sur les injections intra-veineuses les avantages suivants :

La facilité avec laquelle l'injection peut être accomplie, sans nécessiter, en effet, un manuel opératoire un peu délicat, comme celui de l'injection intra-veineuse, ni aucun appareil difficile à se procurer.

Les objections que l'on peut faire à l'injection sous-cutanée sont qu'elle est un peu plus lente à agir que l'injection intra-veineuse et que, bien que le mode d'action de ces injections paraisse à peu près le même, on n'a peut-être pas retiré des injections sous-cutanées tout le bénéfice des injections intra-veineuses.

Il nous semble néanmoins que, dans les cas où il n'y a pas urgence immédiate d'agir, l'on doit préférer les injections sous-cutanées aux injections intra-veineuses, qui effrayent d'ailleurs toujours un peu la famille du malade.

4° La quantité de liquide à injecter ne doit guère dépasser 1000 grammes, et l'on doit faire l'injection à la température du corps environ, un peu au-dessus.

5° Dans le traitement des infections, les injections sous-cuta-nées ont donné d'excellents résultats, mais leur mode d'action reste encore peu connu. Il est probable qu'elles agissent en aidant à l'élimination des toxines et en exerçant une influence favorable sur la phagocytose.

6° Les résultats que l'on observe sont à peu près constants : amélioration de l'état général, abaissement de la température, mictions abondantes, assez souvent de la diarrhée.

7° Il ne nous paraît pas exister de contre-indications nettes des injections sous-cutanées, qui ont, sur les injections intra-veineuses, ce grand avantage de pouvoir sans crainte être employées, même dans les cas où il existe des lésions cardiaques, pulmonaires et rénales.

INDEX BIBLIOGRAPHIQUE

BARRÉ. — Effets des injections salines dans les infections (Revue de thérapeutique, 1er juin 1896).

BENHAM. — Traitement de certains cas de Shok par l'injection salée (Lancet London, 1893, pag. 887).

BERNHEIM. — Thèse de Paris, 1892-1893.

Bosc. — Presse médicale, 17 juin 1896.

Bosc. — Grandes injections salées, (Presse médicale, 16 mai 1896).

Bosc et Vedel. — Communication à la Société de Biologie, 11 juin 1896.

Bosc et Vedel. — Effets des injections salines (Congrès de Nancy, août 1896).

Bosc et Vedel. — Archives de Physiologie, octobre 1896.

Bosc et Vedel. — Archives de Physiologie, janvier 1897.

Claisse. — Des injections salines (Revue de Chirurgie, pag. 686, 1896).

Dastre et Loye. — Recherches expérimentales sur le lavage du sang. Archives de Physiologie, 1888-89.

Delbet (Pierre). — Recherches expérimentales sur le lavage du sang (Annales de Gynécologie et d'Obstétrique), 1889.

Delbet (Pierre). — Nouveau procédé d'hématothérapie (Acad. de Médecine, 2 juillet 1895).

Delbet (Pierre). — Lavage du sang dans les infections (Presse médicale, 1896).

Dujardin-Baumetz. — Union médicale, 21 octobre 1875.

Duret. — Effets des grandes injections salines (Semaine Gynécologique, 3 mai 1896).

Jayle. — Injections de sérum artificiel (Presse médicale, 4 janvier 1896).

Lejars. — Injections massives de solution salée (Presse médicale, 13 et 23 mai 1896).

Lochelongue. — Thèse de Paris, 1896.

Maydl. — Emploi thérapeutique de l'injection salée (Journal méd. de Vienne, pag. 165, 1887).

Mourette. — Thèse de Paris, 1896.

Pecker. — Observations de lavage du sang (Presse médicale, 29 août, 1896).

Picot. — Revue médicale de la Suisse romande, pag. 39, 1896.

Richardson. — Injections salées dans le choléra (Lancet London, 1896).

Sahli (de Berne). — Correspondenz Blatt für Schweizer Aerzte, pag. 545, 1890.

Sapelier. — Injections de sérum artificiel dans le typhus (Revue internationale de Méd. et de Chir., 10 août 1896).

Schwartz. — Thèse d'agrégation de Halle, 1881.

Simon. — Thèse de Paris, 1896.

Tuffier. — Injections salées dans le tétanos (Gaz. méd. de Paris, 16 mai 1893).

Weiss. — Choléra infantile, 1888 (Wiener medical Preiss XXIX, pag. 1524-1655).

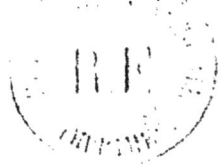

Documents manquants (pages, cahiers...)
NF Z 43-120-13